AF393189

VIVRE L'ARRIVÉE D'UN NOUVEAU-NÉ PRÉMATURÉ

Conseils pour gérer la prématurité et ses bouleversements

Par Dominique van der Kaa
Sous la direction de Céline Faidherbe

50MINUTES.fr

POUR ALLER PLUS LOIN 73

VIVRE L'ARRIVÉE D'UN NOUVEAU-NÉ PRÉMATURÉ

CONSEILS POUR GÉRER LA PRÉMATURITÉ ET SES BOULEVERSEMENTS

- **Problématique ?** Une belle histoire commence : celle de votre grossesse. Mais voilà, votre nouveau-né arrive un peu, voire beaucoup trop tôt. Si fragile, il a besoin de soins spécifiques et d'un suivi plus intensif qu'un autre enfant. Ensemble, essayons de mieux comprendre ce qu'est la prématurité, les risques auxquels elle expose votre nourrisson et apprenons à gérer le quotidien dès le jour de sa naissance.
- **Objectifs ?** Aider les parents à mieux comprendre ce qu'est la prématurité, ce qu'elle implique et comment la vivre au quotidien.
- **FAQ**
  - Puis-je mettre mon bébé prématuré à la

crèche ?
- ° Qu'est-ce qu'une unité « kangourou » ?
- ° Qu'est-ce qu'un neuropédiatre ?
- ° Pourquoi un programme de suivi des bébés grands prématurés est-il nécessaire ?
- ° J'ai des contractions pendant ma grossesse, ai-je un risque d'avoir un enfant prématuré ?
- ° Pourquoi les jumeaux naissent-ils souvent prématurément ?
- ° Comment renforcer le lien avec mon bébé prématuré ?

Un accouchement prématuré n'est jamais rassurant. Les jours ou les semaines de séparation lors de l'hospitalisation du nouveau-né constituent une épreuve pour toute la famille, et principalement pour la mère dont l'absence de l'enfant à la maison génère très souvent une sensation de vide. La crainte d'éventuelles séquelles apparaissant au cours de la croissance de l'enfant nécessite un suivi bien au-delà de la sortie du service de néonatologie. L'accompagnement de cet enfant par ses parents est primordial.

Dès lors, apprenons à mieux comprendre ce qu'est la prématurité et les complications qu'elle peut engendrer. Découvrons le monde médical des premiers jours de vie de ce nouveau-né si fragile et apprenons à bien gérer son retour à la maison.

QU'EST-CE QUE LA PRÉMATURITÉ ?

La durée normale d'une grossesse est de 40 semaines après le premier jour des dernières règles. Un nouveau-né prématuré est un bébé né avant 37 semaines de grossesse. Un bébé né entre 37 et 42 semaines est considéré comme un bébé né à terme.

Connaître avec exactitude la datation de la grossesse est dès lors essentiel, la prématurité étant la plus forte cause de mortalité périnatale : elle représente 50 % des décès. D'après l'OMS (Organisation mondiale de la santé), près de 13 millions de nouveau-nés naissent prématurément chaque année dans le monde et plus d'un million en meurent. De plus, elle engendre également un fort taux de malformations : elle est à l'origine de 50 % des infirmités motrices d'origine cérébrale.

Sa prévalence est d'environ 7 % des naissances : ainsi, entre 50 000 et 60 000 enfants naissent prématurés chaque année en France selon l'INSERM (Institut national de la santé et de la recherche médicale). Un tel taux représente un réel problème de santé publique : le reconnaître et le prendre en charge dès la naissance, voire parfois même avant, est donc primordial.

LES CAUSES DE LA PRÉMATURITÉ

Il existe deux sortes de naissances prématurées : celles qui sont spontanées (60 % des cas) et celles qui sont provoquées médicalement (40 % des cas) afin de sauver le fœtus et/ou sa mère.

- Les causes de prématurité spontanée sont multiples. Elles sont liées soit à la mère, soit au fœtus. Les facteurs de risques sont les suivants :
  - des antécédents de menace d'accouchement prématuré, des conditions socio-économiques difficiles avec une fatigue excessive de la mère (travail professionnel ou familial, déplacements quotidiens, position debout prolongée, etc.), le tabac, l'alcool et les drogues prises par la mère, l'âge maternel (avant 18 ans ou après 35 ans) ;
  - des maladies de la mère, telles que des

infections (notamment urinaires ou cervicovaginales), des maladies chroniques (diabète, hypertension, anémie), du diabète et des problèmes de tension artérielle liés à la grossesse, une incompatibilité Rhésus sévère, etc. ;
○ un traumatisme (stress physique ou psychique, accident) ;
○ des causes locorégionales (c'est-à-dire qui touchent une partie précise du corps), comme la malformation de l'utérus, la dilatation prématurée du col, etc. ;
○ une grossesse multiple ;
○ des anomalies chromosomiques chez le fœtus avec, par exemple, un retard de croissance ou des malformations ;
○ une rupture prématurée des membranes.

Or, dans plus de 50 % des cas, la prématurité ne peut être expliquée : on dit qu'elle est idiopathique. Ainsi la naissance arrive-t-elle sans avertissement, alors même que la grossesse s'est déroulée normalement.

- La prématurité peut être provoquée lors :
  - de pathologies vasculaires du placenta telles qu'une prééclampsie (qui se traduit chez la mère par une hypertension artérielle et des protéines dans les urines) avec des signes de gravité, un retard de croissance intra-utérin important, etc. ;
  - d'accidents hémorragiques comme un hématome rétroplacentaire (hémorragie entre le placenta et l'utérus qui provoque le décollement du placenta), un placenta praevia (placenta situé trop bas dans l'utérus, ce qui augmente le risque de saignements ou d'hémorragies), un décollement placentaire, etc. ;
  - d'une souffrance fœtale aiguë (diminution de l'oxygénation du fœtus), quelle qu'en soit la cause ;
  - d'une maladie maternelle chronique qui décompense (c'est-à-dire qui s'aggrave).

Même si un certain nombre de précautions peuvent être prises pendant la grossesse pour éviter une naissance prématurée, la prématurité est parfois inévitable et n'est alors en rien due à la mère. Ne vous culpabilisez pas !

LES DIFFÉRENTS TYPES DE PRÉMATURITÉ

La grande majorité des enfants prématurés naissent entre 32 et 37 semaines de grossesse, mais d'autres verront le jour bien plus tôt.

Aujourd'hui, des bébés nés à 22 semaines de grossesse avec un poids de 500 grammes, autrefois condamnés, peuvent être viables grâce aux récents progrès de la médecine.

L'on distingue :

- **le prématuré léger ou moyen** est un bébé né entre 32 et 36 semaines et 6 jours, c'est-à-dire entre 7 et 8 mois de grossesse. Ce type de prématurité représente 80 % des grossesses prématurées. Le risque d'avoir des problèmes de développement est de deux à cinq fois plus important que celui d'un bébé né à terme. 95 % de ces enfants survivent, et parmi ces derniers, seulement 5 % auront des séquelles ;
- **le grand prématuré** est un bébé né entre 28 et 31 semaines et 6 jours, soit entre 6 et 7 mois de grossesse. Il pèse généralement moins de 2 000 grammes. Son risque de séquelles est

50 à 80 fois plus élevé que celui d'un bébé né à terme ;

- **le très grand prématuré** est un bébé né avant la 28e semaine, soit avant le 6e mois de grossesse. Il pèse en général moins de 1 000 grammes et le pronostic, tant sur la morbidité que sur la mortalité, est beaucoup plus réservé. Nés entre 25 et 26 semaines, 50 à 80 % des bébés survivent, mais 10 à 15 % d'entre eux présentent des handicaps ou des déficits. Nés à 23 semaines, les nouveau-nés sont à la limite de la viabilité et seuls 10 à 30 % survivent. 20 à 35 % de ces bébés présentent des handicaps sévères.

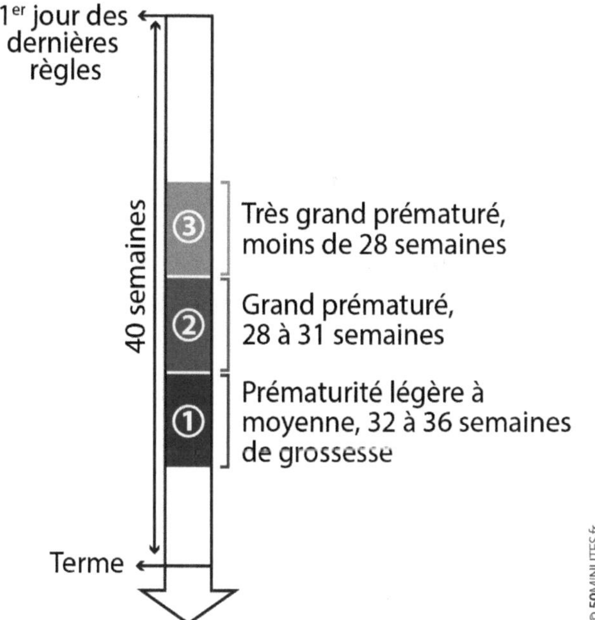

UNE HOSPITALISATION PARFOIS NÉCESSAIRE

Si votre grossesse est menacée, vous serez peut-être hospitalisée. Bien que ce ne soit pas toujours facile, avec l'inconfort et l'angoisse, chaque jour passé est une victoire : il vous rapproche de la date prévue du terme et diminue les risques pour votre bébé.

LES COMPLICATIONS DE LA PRÉMATURITÉ

Autrefois, la vie d'un nouveau-né prématuré était dans les mains du destin. De nos jours, même si une naissance prématurée pose encore un problème de santé grave – car elle est toujours présage de risque vital et associée à un risque significatif de séquelles –, l'amélioration des soins néonataux permet une augmentation du taux de survie des grands prématurés, tandis que le suivi médical des enfants offre la possibilité de mettre en place une prise en charge thérapeutique et pluridisciplinaire précoce en cas de problèmes.

Les complications auxquelles le nouveau-né prématuré est exposé dépendent de son immaturité biologique, car ses organes, même s'ils sont bien formés, ont encore besoin d'aide pour fonctionner. Plus le nourrisson est prématuré, plus le risque de séquelles développementales augmente. À cela s'ajoute un risque d'infections nosocomiales (c'est-à-dire des infections contractées à l'hôpital) lié, entre autres, à la nécessité d'une perfusion. Toutefois, entre 32 et 36 semaines d'âge gestationnel (les prématurés légers ou moyens), les nouveau-nés ont peu de risques de séquelles.

D'une façon générale, le prématuré peut développer :

- une hypothermie, car son système de thermo-régulation n'est pas encore au point ;
- une infection néonatale précoce ;
- des problèmes d'anémie (carence en globules rouges ou en hémoglobine) car 80 % des réserves de fer sont accumulées lors du dernier trimestre de la grossesse ;
- des problèmes d'hypoglycémie et d'hypocalcémie (taux de sucre ou de calcium dans le sang anormalement bas).

L'immaturité concerne également différents organes :

- le cerveau, qui peut présenter des hémorragies, développer ce que l'on appelle une leucomalacie périventriculaire (voir <u>La leucomalacie périventriculaire</u>), donner des apnées (arrêts temporaires de la respiration), etc. ;
- les poumons, avec la possibilité d'un syndrome de détresse respiratoire (voir <u>La maladie des</u>

membranes hyalines), d'apnées, etc. ;
- le cœur, avec la persistance d'un canal artériel (voir La persistance du canal artériel) et des irrégularités du rythme cardiaque ;
- le tube digestif, avec un nouveau-né présentant des difficultés alimentaires, un reflux gastro-œsophagien ou développant une entérocolite ulcéro-nécrosante (voir L'entérocolite ulcéro-nécrosante) ;
- le foie occasionnant un ictère (jaunisse) et un risque d'hypoglycémie.

La leucomalacie périventriculaire

Il s'agit de lésions détruisant la substance blanche périventriculaire du cerveau. Elle se développe chez 5 à 10 % des grands prématurés.

Au départ, il n'y a que peu de symptômes cliniques. On la diagnostique grâce à l'électroencéphalogramme et l'échographie cérébrale transfontanellaire (échographie du cerveau à travers la fontanelle antérieure, située sur le dessus du crâne).

Les symptômes se développeront progressivement avec des troubles du développement psychomoteur de l'enfant. Un encadrement de l'enfant et de ses parents est alors primordial, vu le risque de handicap.

Le traitement est surtout préventif. En cas de risque d'accouchement prématuré, le médecin prescrit une corticothérapie prénatale (à base de corticoïdes) et des antibiotiques à la mère.

La maladie des membranes hyalines

Elle est présente chez 80 % des prématurés nés avant 34 semaines de grossesse, car avant cette date, l'inefficacité du surfactant (substance qui recouvre les alvéoles pulmonaires d'une fine couche protectrice les empêchant de se collaber, c'est-à-dire de s'affaisser) provoque un collapsus alvéolaire. Le nourrisson présente alors un tableau clinique de détresse respiratoire aiguë dès la naissance.

Le traitement curatif se fera par l'instillation dans la trachée de surfactant exogène (qui est extérieur au corps du prématuré) naturel ou artificiel. Le nourrisson pourra être mis sous ventilation mécanique.

En cas de risque de prématurité provoquée avant 34 semaines, le traitement préventif repose sur une corticothérapie prénatale.

La persistance du canal artériel

Cette malformation se retrouve chez un peu moins de 10 % des prématurés. Elle se rencontre également occasionnellement chez des nourrissons nés à terme. Le bébé présente alors un souffle au cœur (bruit supplémentaire et anormal lors de l'auscultation cardiaque qui signale un problème au niveau du passage sanguin). Ce canal se situe entre la branche gauche de l'artère pulmonaire et l'aorte. Il présente ici un retard dans son occlusion fonctionnelle qui, normalement, survient dans les premiers jours de la vie.

Un traitement médical est d'abord instauré. En cas d'échec ou de contre-indication, la mise en place d'un clip chirurgical est proposée afin de refermer le canal.

Les apnées centrales

Comme son cerveau n'est pas encore mature, le contrôle de la respiration est plus difficile pour le prématuré, qui peut présenter des apnées (arrêts temporaires de la respiration) liées à l'immaturité des centres régulateurs de son système nerveux central.

Le traitement consistera en une admission quotidienne de caféine (stimulant respiratoire).

L'entérocolite ulcéro-nécrosante

Elle touche 1 à 5 % des prématurés. Il s'agit d'une urgence digestive médicochirurgicale, car cette maladie de l'intestin peut être fatale.

L'intestin grêle et le colon présentent des lésions multifocales de nécrose (destruction des cellules) ischémique (par diminution de l'apport sanguin artériel) et hémorragique. Le nourrisson peut présenter un abdomen volumineux (que l'on appelle météorisme abdominal) et douloureux avec défense (contraction des muscles de l'abdomen qui deviennent durs et douloureux), des résidus gastriques verts et des rectorragies, ainsi que des signes d'infection sévère.

Le nouveau-né sera réhydraté et recevra des antibiotiques, le tout associé à une aspiration gastrique et une alimentation parentérale (c'est-à-dire par perfusion). Dans certains cas, une prise en charge chirurgicale est même nécessaire.

La mortalité

Le taux de mortalité des nouveau-nés prématurés dépend fortement de l'âge gestationnel et du poids de l'enfant à la naissance. Plus l'âge gestationnel est bas et plus le poids est faible, plus la mortalité est grande.

La majorité des décès se passe à l'hôpital. En effet, la moitié des décès de nouveau-nés grands prématurés se produit dans les 48 premières heures, et une grande majorité des décès a lieu au cours de la première semaine de vie. La mortalité extrahospitalière des prématurés est à peu près identique à celle des enfants nés à terme.

LA PRISE EN CHARGE

UNE NAISSANCE SOUS SURVEILLANCE

La naissance des prématurés doit se faire de façon rapide, car le bébé est fragilisé au début de sa vie. Une bonne organisation médicale et paramédicale est donc nécessaire. Le service où sera installé votre bébé s'appelle le service néonatal.

Dès l'accouchement, votre nouveau-né sera réchauffé dans une couveuse (ou incubateur) pour maintenir sa température à 34 ou 35 °C, ce qui correspond à la température du ventre de la mère.

LES DÉBUTS DE LA COUVEUSE

C'est en 1880, à Paris, que Stéphane Tarnier (obstétricien français, 1828-1897) eut l'idée de faire construire les premières couveuses.

Suite à une visite au jardin d'acclimatation où il a pu voir de nouveaux incubateurs à poulets, il a décidé d'appliquer cette méthode aux nouveau-nés.

Ces premières couveuses étaient en bois, permettant par là même d'isoler le nourrisson, et dotées d'un couvercle en verre afin de pouvoir surveiller le bébé. L'air était maintenu à bonne température grâce à un système de circulation de l'air au contact d'un réservoir d'eau chaude.

C'est également Tarnier qui établit les premières bases de la néonatologie : hygiène rigoureuse, alimentation par gavage, maintien d'une température constante, etc. Les couveuses telles que nous les connaissons aujourd'hui n'ont été créées que bien plus tard, dans les années 1950.

Si nécessaire, en cas de grande prématurité, votre nouveau-né sera mis sous respirateur et sous monitoring cardiaque. Les soins de *nursing* se feront de manière aseptique pour prévenir les infections.

Une alimentation précoce par sonde gastrique ou par voie intraveineuse sera instaurée pour limiter le risque d'hypoglycémie. Pour éviter les risques de carences, puisque son métabolisme est encore immature, il recevra une supplémentation en vitamines (A/D/E/C) et en acide folique.

Il pourra être mis sous lampe en cas d'ictère (jaunisse) : c'est ce que l'on appelle la photothérapie. Un bandeau lui sera placé sur les yeux pour le protéger de la lumière intense.

Durant son hospitalisation, le prématuré bénéficiera d'une surveillance étroite de ses constantes (température, fréquence respiratoire, fréquence cardiaque, pression artérielle, etc.) et aura des examens neurologiques réguliers. Son transit digestif sera également surveillé. Il subira quelques examens comme des prises de sang, des EEG (électroencéphalogramme), ETF (échographie transfontanellaire).

Aujourd'hui, les services de néonatologie font de plus en plus attention au bien-être des prématurés. Ils essayent de créer un environnement qui diminue les facteurs de stress comme la lumière et les bruits. La douleur du prématuré est aussi prise en compte.

Afin de créer un lien d'attachement parents-enfant, les contacts entre le nouveau-né et ses parents sont encouragés, tel le « peau à peau » ou la succion non nutritive.

Le besoin de contacts physiques du nouveau-né est lié à son immaturité. En effet, le nourrisson est totalement dépendant de l'adulte et il est très vite submergé par ses émotions. C'est pourquoi il demande à être rassuré et réconforté.

Le contact avec la peau de la mère ou du père calme et rassure le bébé, qu'il soit prématuré ou né à terme. Favorisez donc ces moments de partage intime qui permettent à votre tout-petit de vivre en douceur la transition entre le ventre de maman et le monde extérieur. Quand votre bébé est blotti tout contre vous, il perçoit des sensations qu'il a connu durant la grossesse : les battements de votre cœur, votre chaleur, le bercement. Il se sent donc en sécurité, et un lien d'attachement précoce et réciproque peut ainsi se créer.

Pour réaliser le « peau à peau », placez votre enfant nu ou presque nu contre la peau nue de votre torse en veillant bien à ce que sa tête et son nez soient toujours bien dégagés, de manière à ce qu'il ne s'étouffe pas.

JUSQU'OÙ PEUT-ON ALLER DANS LA RÉANIMATION NÉONATALE ?

Aujourd'hui, les progrès en néonatologie et en obstétrique confrontent parfois le personnel médical et les familles au douloureux problème de la limite de la médicalisation. Avec l'évolution de la médecine, les limites de la viabilité ont été repoussées et le risque de séquelles a diminué ; mais, lors de très grandes prématurités, se pose la question éthique d'une prise en charge du bébé en situation de détresse aiguë.

Cette décision doit être prise de façon collégiale, en expliquant bien aux parents les risques encourus par l'enfant : graves séquelles neurologiques, visuelles, auditives, etc. Si le personnel soignant estime que l'enfant aura trop de séquelles engendrant des souffrances démesurées ou que ses chances de survie sont infimes, il peut être décidé, en concertation avec les parents, d'arrêter les efforts de réanimation.

Actuellement, la décision d'arrêter une réanimation est prise quand le processus de mort est inévitable, et en cas de souffrances physiques extrêmes, où le pronostic neurologique est catastrophique et la survie très incertaine. Une discussion peut être envisagée lors d'une encéphalopathie anoxique (manque d'oxygène) avec un nourrisson comateux, aréactif, totalement hypotonique (« poupée de chiffon »), présentant des convulsions ou parfois des mouvements anormaux de décérébration ; ou lors d'une détresse respiratoire précoce, d'une dysplasie broncho-pulmonaire (engendrant une détresse respiratoire suite à un mauvais développement des alvéoles pulmonaires) sévère ; ou lors de syndromes polymalformatifs.

À partir du moment où la décision d'arrêter la réanimation est prise, tout doit être entrepris pour donner au nouveau-né un décès digne, grâce aux soins palliatifs permettant de soulager les douleurs au maximum.

LE SUIVI DE L'ENFANT PRÉMATURÉ

Votre bébé prématuré sortira de l'hôpital sous plusieurs conditions :

- une stabilité respiratoire ;
- l'absence de facteurs de risque de carence nutritionnelle (gain de poids suffisant et régulier, prise complète des biberons et supplémentation en vitamines assurées) ;
- une bonne compréhension des parents.

Ensuite, votre enfant fera l'objet d'un suivi médical prolongé et tout particulier afin de dépister d'éventuels problèmes de développement :

- votre médecin surveillera sa croissance staturo-pondérale et adaptera son alimentation. En règle générale, l'enfant a rattrapé son retard pondéral avant l'âge de 2 ans ;
- une attention toute particulière sera portée au niveau pulmonaire. Le bébé aura une surveillance plus stricte en cas de bronchiolite aiguë. S'il a été oxygénodépendant au-delà

du 28ᵉ jour de vie, une dysplasie broncho-pulmonaire (maladie pulmonaire chronique) sera dépistée ;

* le développement psychomoteur sera évalué en fonction de l'âge corrigé ;
* la détection de troubles de l'audition et de troubles visuels sera réalisée ;
* lors de sa scolarisation, des troubles de l'attention peuvent apparaître. Ils seront pris en charge par un neuropédiatre.

L'ÂGE CORRIGÉ

Lorsqu'un bébé naît prématurément, il est important de connaître son âge corrigé, car il prend en considération les semaines manquantes de grossesse.

* L'âge chronologique : c'est l'âge calculé à partir de la date de naissance. C'est donc l'âge réel ou civil de votre enfant.
* L'âge gestationnel : c'est l'âge de la grossesse, c'est-à-dire le nombre de semaines de grossesse calculé à partir de la première journée des dernières règles.
* L'âge corrigé : c'est l'âge qu'aurait eu votre enfant s'il était né à la date prévue de

l'accouchement. Il est égal à l'âge chronologique moins le nombre de semaines manquantes. C'est l'âge utilisé pour évaluer la croissance et le développement des enfants prématurés.

- Par exemple, 6 mois après sa naissance, un prématuré né à 28 semaines de grossesse aura un âge corrigé de 3 mois, car 6 mois – 12 semaines de grossesse (c'est-à-dire 3 mois) = 3 mois d'âge corrigé. À 6 mois, il n'aura pas rattrapé son retard : vous ne pourrez pas lui demander de se tenir assis avec appui, par exemple. Il aura 12 semaines de retard, c'est-à-dire qu'il aura un âge corrigé de 3 mois, et qu'il devra avoir également le développement psychomoteur d'un enfant de 3 mois.

LA VIE AU QUOTIDIEN

Avoir un enfant prématuré est un véritable choc pour les parents qui peuvent vivre l'accouchement de façon douloureuse. Rien ne s'est passé comme ils l'avaient prévu. Au lieu de vivre une naissance dans une ambiance de fête, la naissance du prématuré laisse les parents dans le désarroi. Cette naissance est un véritable bouleversement.

- Ils doivent faire le deuil d'une fin de grossesse normale, d'un accouchement comme ils auraient souhaité le vivre et d'un nouveau-né en bonne santé.
- La mère doit aussi accepter l'idée d'être séparée de son enfant, de ne pas pouvoir tout de suite le prendre dans ses bras, etc.
- Elle peut se sentir coupable de ce qui arrive.
- Le bébé peut également être fort différent de ce que les parents avaient imaginé, et ils ont parfois le sentiment de ne pas l'aimer comme ils le devraient. En effet, le bébé prématuré est souvent maigre et très petit, avec une peau très fine, rouge, couverte de lanugo (fin duvet), et un ventre protubérant. Il est très loin de l'image d'un bébé parfait, bien potelé, que les parents s'étaient faite.
- Certains parents ont parfois peur de s'attacher à leur enfant dans le but de se protéger au cas où le bébé mourrait.
- De plus, ce bébé avec tous ces tuyaux, dans cet incubateur, leur est encore inconnu. Le monde

hypermédicalisé de la néonatologie peut impressionner et instaurer une certaine distance avec leur enfant. La peur s'installe aussi : que va-t-il arriver à ce bébé si fragile ? Vivra-t-il ? Restera-t-il longtemps à l'hôpital ? Gardera-t-il des séquelles ?

- Le parcours du bébé à l'hôpital est parfois difficile. Des complications peuvent être annoncées aux parents. Des périodes de doute s'installent. Heureusement, les bonnes nouvelles arrivent aussi.
- Toute l'organisation familiale est à revoir : les trajets jusqu'à l'hôpital, la garde des frères et sœurs, les problèmes financiers, le retour à la maison le soir sans le bébé, etc., sont autant de difficultés qui s'ajoutent les unes aux autres.
- Après le stress de l'hôpital, le retour à la maison nécessite lui aussi une période d'adaptation transitoire, avec de nouvelles questions : comment pourra-t-on bien s'occuper de ce bébé ? Sera-t-on de bons parents pour ce nourrisson un peu différent des autres ?

Toutes ces angoisses et questions sont bien normales, et il est important de pouvoir exprimer ce que vous ressentez.

- L'équipe médicale et paramédicale prendra soin de votre bébé et pourra vous renseigner sur l'évolution de son état.
- N'hésitez pas à prendre un rendez-vous plus formel avec le médecin pour poser vos questions.
- Rencontrez un psychologue ou un psychiatre afin d'avoir un temps d'écoute, d'exprimer vos difficultés, vos inquiétudes.
- Allez trouver l'assistante sociale de l'hôpital : elle peut vous aider dans la mise en place de solutions pratiques, comme la garde de vos autres enfants, par exemple.
- Très vite, vous pourrez prendre soin de votre bébé : vos visites et les échanges que vous aurez avec votre nourrisson vous permettront de créer un lien émotionnel fort avec votre tout-petit. De plus, toutes les petites attentions que vous aurez envers lui favoriseront son développement mental.

De retour à la maison, un bébé prématuré demande bien souvent la même attention qu'un autre enfant. Vous serez rapidement à l'aise dans votre rôle de parent. Toutefois, n'hésitez jamais à vous faire encadrer si vous en éprouvez le besoin.

Le séjour à la maternité

Le milieu hospitalier dans lequel va vivre votre bébé lors de ses premiers jours ou premières semaines est un milieu anxiogène et peu rassurant pour lui.

Pour qu'il soit rassuré et ait un développement harmonieux, il est important que vous soyez proche de votre bébé en période postnatale. Si votre nourrisson est hospitalisé pour une longue période, rendez-lui visite afin de partager des moments de contact et de plaisir avec lui. Réconfortez-le. Prenez-le dans vos bras dès que possible. N'hésitez pas à lui parler ou le toucher autant que possible (selon les indications du personnel soignant et la gravité de l'état du nourrisson). En effet, les prématurés aiment le contact et se sentir « contenu » dans les mains. Dès que son état le permettra, portez-le en « peau à peau ». Mais ne faites pas tout en même temps : il ne faut pas non plus le surstimuler, car son système nerveux ne peut pas gérer trop de stimulations à la fois.

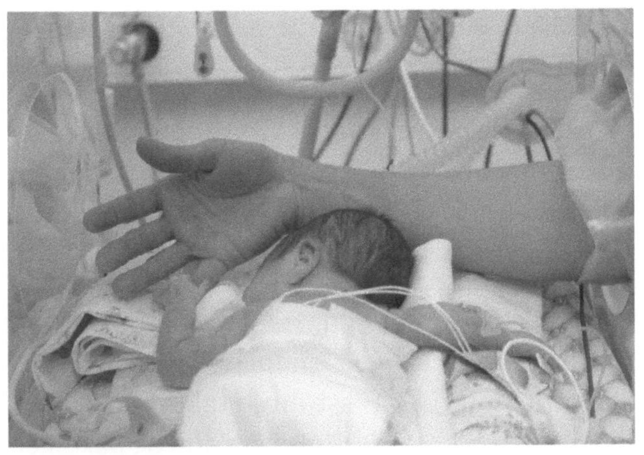

| Contact dans une couveuse.

Vous pouvez aussi lui apporter un doudou ou un mouchoir portant votre odeur : la présence de ce dernier ainsi que votre odeur le rassureront. Dans certains hôpitaux, les parents peuvent laisser un enregistrement de leur voix, car le nouveau-né la reconnaît.

Il est possible aussi, si vous le souhaitez, de tirer votre lait pour lui en donner, car le lait se conserve très bien sous certaines conditions et températures. Il peut ainsi être donné petit à petit à votre bébé. Les infirmières vous explique-ront comment vous y prendre. Même si vous ne tirez du lait que pendant quelques jours, celui-ci sera une alimentation bénéfique pour votre bébé prématuré. De plus, cet allaitement vous donnera un rôle actif dans la prise en charge de votre bébé et pourrait vous aider à diminuer votre sentiment d'impuissance.

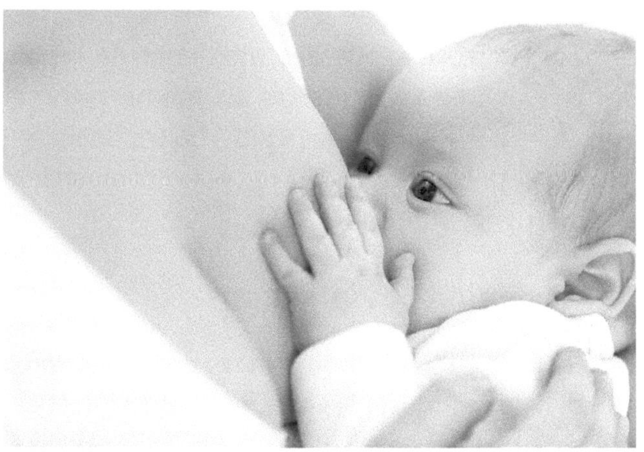

| L'allaitement.

Le retour à la maison
avec un nouveau-né prématuré

Beaucoup de nouveau-nés prématurés peuvent quitter l'hôpital plus ou moins à la date du terme prévu initialement. Commence alors une nouvelle aventure. Mais n'ayez crainte, vous apprendrez rapidement à connaître votre nouveau-né, à interpréter ses besoins, ses envies et son caractère.

Comme lors de toute naissance, n'hésitez pas à demander de l'aide pour le ménage et les courses, octroyez-vous des moments de repos en essayant de vous mettre au même rythme que votre bébé, limitez les visites ou les déplacements, et préservez-vous, avec votre conjoint(e), des moments d'intimité.

La prévention des infections

Que ce soit à l'hôpital ou à la maison, il est primordial de minimiser les risques d'infection chez le prématuré, car il est plus fragile qu'un enfant né à terme. Il lui faut deux ou trois ans pour qu'il construise son système immunitaire et qu'il rattrape le développement de celui de l'enfant né à terme. Il reste donc plus sensible aux infections.

Quelques règles de base doivent être appliquées.

- Lavez-vous les mains avant de vous occuper de votre bébé.
- Demandez à tous ceux qui prennent votre bébé de se laver les mains.
- Évitez de l'embrasser sur la bouche ou sur les mains (qu'il porte facilement à la bouche).
- Demandez à vos proches de ne pas venir lui rendre visite s'ils sont malades ou enrhumés, s'ils ont des problèmes digestifs (vomissements, diarrhées), un herpès labial (bouton de fièvre) ou une conjonctivite.
- Aérez la chambre de votre bébé quotidiennement lorsque celui-ci se trouve dans une autre pièce (pour limiter le contact direct avec l'air frais, trop froid pour son système immunitaire).
- Changez régulièrement la literie pour éliminer les acariens et diminuer les risques d'asthme. De même, évitez de lui mettre une couverture en laine. Préférez une turbulette, appelée également gigoteuse (sorte de sac de couchage matelassé, lavable, dont le haut dégage les épaules), ou un surpyjama.
- Ne surchauffez pas la chambre : une tempéra-

ture ambiante entre 18 et 20 °C est idéale.

- Ne sortez pas avec votre bébé s'il fait froid ou s'il y a du vent.
- Ne l'emmenez pas dans des endroits publics fréquentés (transports en commun, grandes surfaces, etc.) où les virus se propagent vite.

L'alimentation

Comme le choix de l'alimentation dépend du niveau de maturation du système digestif et de certaines acquisitions reliées au développement de l'enfant, c'est votre médecin qui vous recommandera le type de lait à utiliser, adapté aux prématurés. L'introduction d'une alimentation variée et des aliments solides, toujours en concertation avec votre médecin, se fera en fonction de son âge corrigé. La diversification des aliments ne se fera certainement pas avant l'âge de 6 mois pour limiter le risque d'allergies alimentaires ou d'asthme par la suite.

LES BIENFAITS DE L'ALLAITEMENT

Même s'il n'est que de courte durée, l'allaitement maternel est toujours bénéfique. L'allaitement maternel est le mode d'alimentation idéal pour le nouveau-né. Mais il faut que la maman en ait le désir pour que celui-ci se passe bien. Le lait maternel apporte tout ce dont le bébé a besoin au niveau nutritionnel. Il procure également au nouveau-né des facteurs immunologiques qui l'aident à se défendre contre les infections. Il diminue le risque de développer une entérocolite ulcéro-nécrosante. Sa composition particulière limite le risque de reflux gastro-œsophagien et aide à la maturation du cerveau.

Par ailleurs, il crée un lien affectif très important. L'olfaction y joue un grand rôle, car l'odorat est un sens très développé chez le bébé qui reconnaît vite l'odeur de ses parents. Le lait maternel aurait la même odeur que celle du liquide amniotique et calmerait ainsi les angoisses du nourrisson.

Les vaccins

Le calendrier vaccinal doit commencer à partir de 2 mois d'âge chronologique, si la santé du nouveau-né le permet.

Aux vaccins usuels, il faut rajouter le vaccin contre le pneumocoque, préconisé à l'âge de 2 mois, et celui contre la grippe. Chez les grands prématurés et chez ceux qui ont eu besoin d'une assistance respiratoire, il est conseillé que les parents soient également vaccinés contre la grippe.

N'oubliez pas que pour pouvoir être accueilli dans une crèche, votre enfant doit être en ordre de vaccination.

Calendrier vaccinal des grands prématurés	
2 mois, 3 mois, 4 mois, 11 mois	Hexavalent de préférence ou pentavalent + vaccin anti-pneumococcique conjugué 13 valents
À partir de 6 mois	Grippe - 2 injections (demi-dose) à un mois d'intervalle
À 12 mois	• Rougeole-Oreillons-Rubéole n°1 et méningocoque C conjugué • BCG (vaccin contre la tuberculose) avant la sortie chez les enfants à risque • Rotavirus (à l'origine des gastro-entérite) : 2, 3 mois si vaccin monovalent ; 2, 3, 4 mois si vaccin pentavalent
Dès la deuxième année, le calendrier vaccinal est le même que celui des enfants nés à terme.	

Le vaccin hexavalent est un vaccin combiné qui protège le nourrisson de la poliomélyte, du tétanos, de la diphtérie, de la coqueluche, de l'*Haemophilus influenzae* de type b et de l'hépatite B (en cas de contre-indication pour le vaccin contre la coqueluche, on privilégiera un vaccin pentavalent).

Craignez les maladies, pas les vaccins !

Certains parents hésitent ou font le choix de ne pas vacciner leur enfant. Bien souvent, ils supposent une toxicité et relatent quelques cas rapportés ici et là de façon parfois douteuse : il n'y a en effet aucun lien entre les vaccins et l'autisme – l'étude sur laquelle se base cette rumeur était une arnaque. Aujourd'hui, l'on oublie parfois de craindre les maladies, et l'on craint les vaccins. Or, ils nous protègent contre des maladies graves, et omettre certains vaccins, c'est exposer son enfant à la maladie.

L'OMS estime que la vaccination sauve trois millions de vies dans le monde chaque année.

Le développement psychomoteur
du prématuré

Le développement moteur d'un enfant prématuré sera souvent plus lent que celui d'un enfant né à terme. Les étapes de ce développement pourront aussi parfois être franchies de façon moins ordonnée.

C'est l'âge corrigé qui doit être pris en compte pour en jauger, et c'est seulement vers 2 ou 3 ans que l'âge chronologique sera utilisé pour situer le niveau de développement et de croissance de l'enfant.

Généralement, un enfant né après 30 semaines devrait avoir récupéré son retard de développement durant la première année et, dans tous les cas, avant 2 ans. Les plus grands prématurés commencent parfois à se déplacer seulement entre 14 et 18 mois sans que cela ne préjuge d'une pathologie spécifique.

Mais si les aptitudes de votre enfant sont en décalage par rapport à l'âge corrigé, n'hésitez pas à consulter votre pédiatre.

ET LES PARENTS ?

Lors d'une naissance prématurée, l'impact émotionnel sur la famille est très important. Cette naissance peut être vécue comme un traumatisme qui bouleverse les parents et les proches avec un bébé né souvent dans un contexte d'urgence, de souffrance et qui nécessite généralement dans les premiers jours, voire les premières semaines, de nombreux soins médicaux, parfois invasifs.

L'angoisse de l'avenir est prépondérante avec une question qui revient régulièrement : est-ce que cet enfant aura toujours un retard comparé aux autres enfants nés à terme ? Car, bien que de nombreux enfants nés prématurés grandissent normalement, certains peuvent présenter des problèmes de santé et de développement. Ce risque de voir apparaître des difficultés existe surtout en cas de grande prématurité ou chez le nouveau-né ayant subi des complications. Le devenir à long terme de ces enfants reste parfois imprévisible.

Il est essentiel que les parents se sentent parents dès la naissance afin qu'ils deviennent des partenaires dans la prise en charge de leur nouveau-né. Un nourrisson né prématurément n'est pas prêt à affronter le monde qui l'entoure et reste vulnérable.

Une bonne relation parents-enfant est primordiale pour que le nouveau-né évolue dans un environnement favorable, et ce même à l'hôpital : en effet, dès la naissance, le nourrisson dispose de capacités de perception, de communication et d'adaptation qu'il pourra développer dans un environnement riche en interactions partagées avec ses parents. L'attention portée à l'enfant et la continuité du suivi médical par la suite permettront d'identifier l'apparition de troubles et de mettre en place rapidement une prise en charge adaptée.

Il est important de se rappeler que vous n'êtes pas responsable de la prématurité de votre enfant et que cette dernière n'est pas une fatalité, en témoigne ces quelques prématurés célèbres : Napoléon Bonaparte (empereur des Français, 1769-1821), Winston Churchill (homme d'État britannique, 1874-1965), Charles Darwin (naturaliste anglais, 1809-1882) ou Voltaire (écrivain et philosophe français, 1694-1778).

FAQ

PUIS-JE METTRE MON BÉBÉ PRÉMATURÉ À LA CRÈCHE ?

Si votre nouveau-né a connu des problèmes respiratoires ou s'il est né avant 32 semaines, évitez si possible de le mettre dans une grande collectivité avant l'âge de 1 an, voire 2 ans, afin de limiter les risques d'infections. Demandez de l'aide à vos proches, comme aux grands-parents qui en seront peut-être ravis, pour assurer la garde de votre enfant durant la première année.

Si votre bébé se trouve dans une collectivité, essayez de le garder chez vous en période d'épidémie de bronchiolite.

QU'EST-CE QU'UNE UNITÉ « KANGOUROU » ?

L'histoire des unités kangourous a débuté en 1978 à Bogota en Colombie alors que des pédiatres manquaient de personnel et de matériel pour prendre en charge des prématurés. Comme les incubateurs faisaient défaut, ils ont pensé au « peau à peau » avec la mère pour tenir au chaud les nourrissons, leur permettant par la même occasion un allaitement à la demande. Les résultats furent très encourageants.

Aujourd'hui, une unité kangourou est une unité où la mère et l'enfant sont hospitalisés dans la même chambre. Elle est également appelée « unité mère-enfant ». Dans cette unité, non seulement la mère et son nourrisson sont installés dans la même chambre, mais les soins au nouveau-né y sont aussi prodigués. Ce système permet ainsi de préserver une relation mère-enfant tout en assurant la sécurité médicale du prématuré.

QU'EST-CE QU'UN NEUROPÉDIATRE ?

Un neuropédiatre est un médecin spécialiste qui explore les pathologies du système nerveux (central et périphérique) de la naissance à la fin de l'adolescence.

Il prend en charge tous les problèmes liés à une anoxie (manque d'oxygène) du bébé, les troubles du développement psychomoteur ou cognitif, les crises d'épilepsie, les retards de langage, les problèmes de concentration et d'hyperactivité, les troubles de la marche, les troubles de l'équilibre, les troubles d'apprentissage scolaire, les maladies neuromusculaires, etc.

En règle générale, c'est votre pédiatre qui vous demandera d'aller consulter le neuropédiatre si c'est nécessaire, mais d'autres spécialistes (ORL, ophtalmologue, orthopédiste, etc.) ainsi que votre médecin traitant peuvent également vous le proposer. En âge scolaire, c'est parfois un logopède, un psychologue ou un psychomotricien qui vous y orientera. Mais si vous êtes inquiet du développement de votre enfant, parlez-en à votre pédiatre ou à votre médecin traitant. Il pourra vous rassurer ou vous conseiller une prise en charge spécialisée.

POURQUOI UN PROGRAMME DE SUIVI DES BÉBÉS GRANDS PRÉMATURÉS EST-IL NÉCESSAIRE ?

Chez un enfant prématuré, le développement du cerveau peut être affecté par des complications médicales comme un manque d'oxygénation, une hémorragie cérébrale, etc. C'est ainsi que la prématurité peut expliquer certains troubles moteurs, troubles sensoriels (visuels ou auditifs), un retard de langage, une hyperactivité, etc.

La détection précoce de ces troubles grâce à des bilans multidisciplinaires permet de mettre en place rapidement un traitement ou une rééducation (kinésithérapie, logopédie, psychomotricité, etc.) qui pourra les atténuer ou les faire disparaître.

Cela est d'autant plus important que, lors des trois premières années de vie, le cerveau est caractérisé par une grande sensibilité aux stimulations. Le cerveau du bébé est une véritable petite éponge. C'est ce que l'on appelle la plasticité cérébrale. Celle-ci permet aux structures cérébrales non encore déterminées de développer une fonction spécifique suite aux stimulations. Il est donc primordial de jouer avec ce facteur et de stimuler très tôt et de façon régulière tout enfant ayant une déficience.

Voilà donc pourquoi le suivi du grand prématuré par un pédiatre hospitalier ainsi qu'une intégration maximale des parents sont si importants pour permettre à l'enfant d'exploiter au mieux ses compétences.

J'AI DES CONTRACTIONS PENDANT MA GROSSESSE, AI-JE UN RISQUE D'AVOIR UN ENFANT PRÉMATURÉ ?

Lors de la grossesse, il est tout à fait normal d'avoir des contractions.

Quand elles deviennent très fortes et régulières, une menace d'accouchement prématuré doit être exclue par un professionnel. Pour ce faire, le médecin :

- vous pose des questions pour évaluer l'intensité et la fréquence de ces contractions ;
- peut les sentir en palpant votre ventre ;
- pratique un toucher vaginal et surtout une échographie endovaginale afin de savoir s'il y a des modifications du col ;
- place un monitoring pour objectiver les contractions et suivre le rythme cardiaque du fœtus ;
- fait une recherche de fibropectine et d'une protéine appelée phIGBP par un échantillon

prélevé au niveau du col. Si les résultats ne sont pas trop élevés, le risque d'un accouchement imminent peut être écarté ;
• en cas de suspicion d'une infection, il réalise des prélèvements.

Une menace d'accouchement prématuré n'aboutit pas systématiquement à un accouchement dans les jours qui suivent, mais si celui-ci se précise, un traitement médical vous sera proposé pour inhiber les contractions et retarder l'accouchement. C'est ce que l'on appelle la tocolyse. Ce gain de temps permet l'installation d'un traitement aux corticoïdes pour accélérer le développement pulmonaire du fœtus quand la menace d'accouchement prématuré se présente avant 34 semaines de grossesse ainsi qu'un traitement au sulfate de magnésium qui permet de diminuer les risques de lésions cérébrales chez le bébé.

Il vous faudra également beaucoup de repos, peut-être même en milieu hospitalier. Pensez que chaque jour de gagné vous rapproche de la date prévue du terme et diminue les risques pour votre futur bébé.

POURQUOI LES JUMEAUX NAISSENT-ILS SOUVENT PRÉMATURÉMENT ?

Les grossesses multiples comportent quelques particularités. Voici quelques chiffres :

- 20 % des prématurés sont issus de grossesses gémellaires ;
- les grossesses multiples ont un taux de prématurité de plus de 50 % ;
- 7 % des jumeaux sont de grands prématurés.

Si les jumeaux naissent souvent prématurément, c'est simplement dû au fait que l'utérus est distendu. Il n'y a plus assez de place pour deux fœtus. Cela entraîne des contractions, une ouverture prématurée du col ou une rupture de la poche des eaux. Parfois, en cas de grossesse monochordiale (c'est-à-dire avec un seul placenta), l'excès de liquide (hydramnios) fait que la poche s'ouvre. Quand l'un des fœtus (ou les deux) présente une souffrance *in utero*, le médecin est obligé de provoquer l'accouchement.

Une hypotrophie avec un retard de croissance peut n'affecter qu'un seul des deux fœtus et mener à la décision de provoquer l'accouchement. Cette décision est parfois difficile à prendre, car elle expose le deuxième bébé aux risques d'une naissance prématurée. Il en va de même quand la décision de poursuivre la grossesse est prise en « abandonnant » le fœtus qui ne grossit plus pour ne pas exposer l'autre. Ces choix difficiles sont pris en concertation avec le corps médical afin d'assurer la santé autant des fœtus que de la mère.

COMMENT RENFORCER LE LIEN AVEC MON BÉBÉ PRÉMATURÉ ?

Lors de ses premiers jours, votre bébé prématuré devra être hospitalisé en service de néonatologie. Cette période est souvent difficile à vivre pour les parents, qui souffrent de cette séparation d'avec leur enfant, mais aussi pour le nouveau-né, pour lequel le milieu hospitalier peut être angoissant malgré l'attention portée au bien-être des prématurés dans ces services.

Il est donc important de rapidement créer des liens avec votre enfant, afin de le rassurer, et de lui assurer le meilleur développement possible.

N'hésitez pas à lui parler – voire à lui laisser un enregistrement de votre voix, si l'hôpital vous laisse cette possibilité –, le toucher, le prendre dans vos bras et faire des « peau à peau », si son état le permet. Le toucher est en effet un sens très important pour le tout-petit. L'odorat est également primordial, vous pouvez donc lui apporter un doudou portant votre odeur afin de le rassurer pendant votre absence.

Votre avis nous intéresse !
Laissez un commentaire sur le site de votre librairie en ligne
et partagez vos coups de cœur sur les réseaux sociaux !

POUR ALLER PLUS LOIN

SOURCES BIBLIOGRAPHIQUES

- BOURRILLON (Antoine) et BENOIST (Grégoire), *Pédiatrie. Réussir les épreuves classantes nationales*, Paris, Elsevier Masson, 2013.

- DE BROCA (Alain), *Le développement de l'enfant : aspects neuro-psycho-sensoriels*, Paris, Elsevier Masson, 2006.

- « Dossier spécial : la prématurité », in *one.be*, consulté le 11 mai 2017. http://www.one.be/uploads/tx_ttproducts/datasheet/RA_BDMS_partie2_0506.pdf

- « Inpes. Santé publique française », in *inpes.santepubliquefrance.fr*, consulté le 12 mai 2017. http://inpes.santepubliquefrance.fr/10000/themes/vaccination/calendrier/calendrier-vaccination.asp

- « La prématurité », in *inserm.fr*, consulté le 11 mai 2017. https://www.inserm.fr/thematiques/biologie-cellulaire-developpement-et-evolution/dossiers-d-information/la-prematurite-un-monde-a-explorer

- JANAUD (Jean-Claude), « Jumeaux et plus en service de néonatologie », in *Enfances & Psy*, n° 34, Toulouse, Érès, 2007/1, p. 26-37.

- LARONE JUNEAU (Audrey), « Le bébé prématuré », in *naitreetgrandir.com*, consulté le
15 décembre 2016. http://naitreetgrandir.
com/fr/etape/0_12_mois/soins/fiche.
aspx?doc=bg-naitre-grandir-bebe-premature

- « Les premières couveuses ! », in *Enfances & Psy*,
n° 34, Toulouse, Érès, 2007/1, p. 162-165.

- VAN DER KAA (Dominique), *Comment accueillir
bébé ?*, Bruxelles, Lemaitre Publishing, 2017.

- VOLLENWEIDEN (Nathalie), NICASTRO (Nicolas),
SABEH (Naouaf), LAMBIEL (Julien) et PALA
(Christophe), *La prématurité – Je suis né trop tôt :
angoisse pour mes parents*, Rapport d'immersion
en communauté, Genève, 2004.

SOURCES COMPLÉMENTAIRES

- « À vous qui vivez la perte de votre bébé », Genève,
Hôpitaux universitaires, 2014. http://www.hug-ge.
ch/sites/interhug/files/documents/deuil_bebe.pdf

- « Mon bébé risque de naître prématurément »,
Bruxelles, brochure de l'ONE.

- « Recherche sur le suivi préventif des grands prématurés », Partenariat entre le Fonds Houtman et
le conseil scientifique de l'ONE, 2002-2004. http://
www.one.be/fileadmin/user_upload/one_des/
Rech2004_n_3_suivi_preventif_des_grands_pre-
matures.pdf

SOURCES ICONOGRAPHIQUES

- Contact dans une couveuse. © Fanfo. Fotolia.com
- L'allaitement. © JenkoAtaman. Fotolia.com

Éditeur responsable : Lemaitre Publishing
Avenue de la Couronne 159 | BE-1050 Bruxelles
info@lemaitre-editions.com

ISBN ebook : 978-2-8062-9869-0
ISBN papier : 978-2-8062-9870-6
Dépôt légal : D/2017/12603/345
Photo de couverture : © ondrooo. Fotolia.com

Conception numérique : Primento,
le partenaire numérique des éditeurs.